AF384206

DU

Pouls lent en général

ET EN PARTICULIER

DANS LE SURMENAGE ET L'ANÉMIE

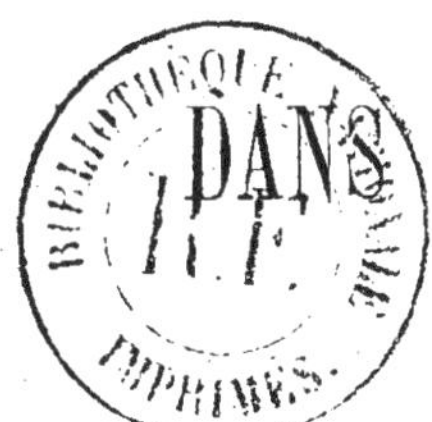

PAR

Le Dr Georges SAUREL

LICENCIÉ ÈS-SCIENCES
ANCIEN EXTERNE DES HOPITAUX
MÉDAILLE DE BRONZE DE L'ASSISTANCE PUBLIQUE

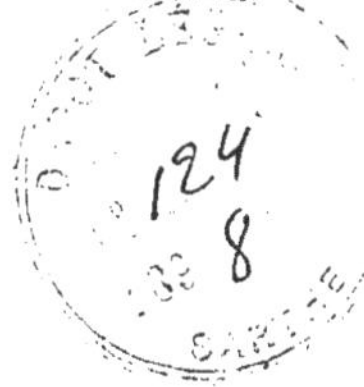

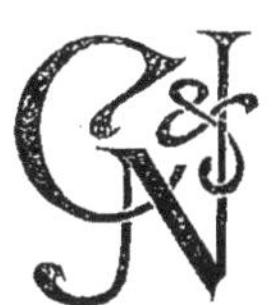

PARIS

GEORGES CARRÉ et C. NAUD, ÉDITEURS

3, rue Racine, 3

—

1898

BIBLIOTHÈQUE NATIONALE IMPRIMÉS

DU

Pouls lent en général

ET EN PARTICULIER

DANS LE SURMENAGE ET L'ANÉMIE

PAR

Le Dr Georges SAUREL

LICENCIÉ ÈS-SCIENCES
ANCIEN EXTERNE DES HOPITAUX
MÉDAILLE DE BRONZE DE L'ASSISTANCE PUBLIQUE

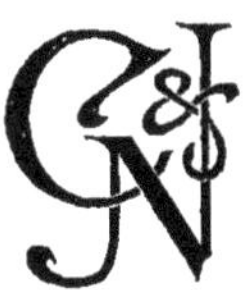

PARIS

GEORGES CARRÉ et C. NAUD, ÉDITEURS
3, rue Racine, 3
—
1898

A LA MÉMOIRE DE MON PÈRE

A MA BONNE MÈRE

A MA FAMILLE

A MES AMIS

A MON CHER ET VÉNÉRÉ MAITRE

LE DOCTEUR HIRTZ

A MES MAITRES DANS LES HOPITAUX

A MON PRÉSIDENT DE THÈSE

M. LE PROFESSEUR DEBOVE

MÉDECIN DES HOPITAUX
MEMBRE DE L'ACADÉMIE DE MÉDECINE
CHEVALIER DE LA LÉGION D'HONNEUR

AVANT-PROPOS

Frappé de la fréquence, avec laquelle il retrouvait le surmenage et l'anémie dans l'étiologie des pouls ralentis qui se présentaient dans son service, notre maître, le Dr Hirtz, nous engagea, en reprenant les quelques observations qu'il avait déjà lui-même publiées, à rechercher dans la littérature médicale, les quelques faits qui y étaient relatifs. C'est ce que nous fîmes aussitôt, et, constatant que ceux-ci étaient assez rares, nous nous trouvâmes ainsi amenés, à l'instigation de notre maître, à les rassembler dans ce petit travail.

Nous remercions donc ici doublement le Dr Hirtz, dont la bienveillance ne s'est jamais démentie à notre égard. Nous nous efforcerons d'avoir toujours présentes à l'esprit, dans l'exercice de notre profession, les bonnes leçons cliniques qu'il nous fit à l'hôpital Tenon.

Que le Dr Campenon reçoive aussi l'expression de notre reconnaissance pour l'enseignement dévoué qu'il nous a sans cesse prodigué pendant notre année d'externat chez lui. Nous ferons en sorte de ne pas oublier et d'imiter la méthode avec laquelle il sait poursuivre la recherche du diagnostic.

Nous adressons également nos remerciements à notre maître Champetier de Ribes, qui a su nous pénétrer de la nécessité d'une antisepsie rigoureuse en obstétrique, et nous faciliter la pratique des accouchements.

Nous penserons toujours, à la cordialité de notre maître Gaucher, aux bons conseils qu'il fut toujours prêt à nous donner, et nous nous efforcerons d'imiter son dévouement envers les malades.

Nous n'oublierons pas avec quelle sollicitude notre maître Lacombe a guidé nos premiers pas dans cette science de la médecine, toute nouvelle pour nous.

Quant aux docteurs Morestin, Malherbe et Ravanié, qui ont essayé de combler les lacunes de notre instruction chirurgicale, nous les en remercions bien sincèrement.

Que M. le Professeur Debove, veuille bien également nous permettre de lui exprimer notre reconnaissance pour l'honneur qu'il nous fait en acceptant la présidence de notre thèse.

Nous nous proposons d'étudier dans ce petit travail les différentes sortes de pouls lents, en insistant particulièrement sur les diverses étiologies qui ont été émises. Nous montrerons que, parmi celles-ci, l'anémie et le surmenage, tantôt isolées, le plus souvent combinées ont été, pour ainsi dire, omises par les divers auteurs. Nous chercherons enfin à établir une théorie pathogénique dans l'hypothèse de ce facteur étiologique, et nous nous efforcerons de faire voir que ces différents cas peuvent rentrer dans une classe générale de pouls lents : celle des intoxications.

En conséquence, notre travail comprendra les chapitres suivants :

Chap. Ier —Revue sommaire du pouls lent permanent.
— II. — Distinction des différents pouls lents. Revue des diverses causes.

— III. — Exposé des diverses théories pathogéniques. Discussion de ces théories.

— IV. — Observations où l'anémie et le surmenage peuvent être incriminés comme causes de la rareté du pouls. Explication dans l'anémie.

— V. — Physiologie de la fatigue. Transformations chimiques des muscles actifs. Essai d'une pathogénie du pouls lent des surmenés.

— VI. — Différences entre le pouls lent permanent et celui des anémiques et des surmenés. (Tension artérielle, pronostic, traitement). Conclusions.

Revue sommaire du pouls lent permanent

Il existe un syndrôme morbide caractérisé par une diminution notable des pulsations radiales, sans concomitance de faux pas du cœur, et par l'apparition d'attaques syncopales et épileptiformes, c'est ce qu'on désigne sous le nom de pouls lent permanent, ou mieux, pour M. Huchard, syndrôme de Stokes-Adams.

Sans vouloir faire un historique détaillé de ce sujet, nous croyons qu'il est bon de passer en revue les principaux travaux qui y ont trait. Cela nous permettra de juger où en est la question et de mieux faire ressortir le but de ce petit travail.

Ce n'est qu'en 1827, que le pouls lent permanent est noté par Adams, dans une observation où sont rapportés les phénomènes pathologiques qui lui sont associés. Stokes après lui en réunit plusieurs cas qui lui permirent de tenter une explication pathogénique du phénomène.

Un peu plus tard, en 1844, Halberton à la suite d'un

cas consécutif à un traumatisme de la colonne cervicale, émit un second facteur à l'étiologie de cette affection.

Puis vinrent les faits de Rosenthal (1866), d'Hutchinson (1866) et de Thornton.

En France, la première observation connue, mais qui passa longtemps inaperçue, est celle qu'Andral rapporte dans ses cliniques. — Jusqu'alors les faits étaient disparates et le rapport intime des symptômes avec une lésion précise était peu déterminé, quand Charcot dans ses leçons sur les maladies du système nerveux (1872) fixa au pouls lent permanent une origine bulbaire on médullaire. C'est sous son inspiration que M. Blondeau écrivit alors sa thèse (1879).

A la même époque nous trouvons chez nous les noms de Cornil, Malassez, Vigouroux, et de Grob, Flint et Minnart à l'étranger.

Truffet de Lyon, en 1881, en fait une étude physiologique et pathologique.

Lasègue, dans la *Gazette des Hôpitaux* (1881), en cite une observation qu'il rattache à des troubles cardiaques. Stackler, Chappey, Tripier, Roux, Lebrun etc., en rapportent encore quelques cas.

En 1888, Debove et Gingeot, et Comby en 1890 font intervenir l'urémie. Mon maître Hirtz inspira à son élève Regnard, la même année, une thèse, puis se succédèrent celles de Kocher (1890), Bouessée (1891), Delalande (1892).

La communication de M. Comby à la Société Médicale des Hôpitaux en 1891, sa clinique à l'hôpital Ténon en 1892, la leçon de M. Hirtz en 1895, celle de M. Huchard la même année et la thèse de son élève Quelmé (1895), tels sont, avec l'article de la *Gazette des Hôpitaux* (1895), les travaux les plus récents sur le pouls lent. Mon maître Hirtz et son interne Lévy, y mettent en relief l'anémie et le surmenage comme facteurs étiologiques, soit qu'on les rencontre isolés, soit le plus souvent qu'ils se trouvent associés.

C'est ce travail, disons-le tout de suite, qui inspirera le nôtre, et sans nous rattacher complétement à toutes ses conclusions, nous nous efforcerons de faire ressortir l'exactitude des principales.

C'est pour nous d'ailleurs encore une occasion agréable de remercier notre cher et vénéré maître le docteur Hirtz, qui a été l'instigateur de ce petit travail.

CHAPITRE II

Distinction des différents pouls lents. — Revue des diverses causes

D'une façon habituelle, on distingue trois sortes de pouls lents :

1° Le pouls lent permanent (syndrôme de Stokes-Adams de Huchard).

2° Le pouls lent transitoire.

Ces deux premières variétés étant d'ordre pathologique.

3° Le pouls lent physiologique.

La première espèce est mal dénommée pour Huchard, car souvent, contrairement à ce que fait supposer le mot de permanent, le syndrôme morbide existerait avec un pouls ne devenant lent qu'au moment des crises syncopales ou épileptiformes, d'où le terme de bradycardie paroxystique donné à cette variété par son élève Quelmé.

D'autre part, dans l'article déjà cité de notre maître Hirtz et son interne Lévy, nous trouvons un passage où ces auteurs ne sont pas éloignés de confondre le pouls lent permanent avec celui qu'on observe d'une façon transitoire. Si le ralentissement s'observe souvent comme unique symptôme, il se pourrait, disent-ils, que l'on eût affaire à des cas frustes, analogues à ceux que nous présentent l'hystérie et la maladie de Basedow, si fréquents à l'heure actuelle. Ils citent l'observation de Bristowe, « dans laquelle, les crises syncopales, épileptiformes, ne « survenaient que dans des conditions très spéciales. Le « pouls conservait-il la vitesse d'un battement en trois et « même quatre secondes, l'accès ne se manifestait pas ; « l'arrêt, au contraire se prolongeait-il pendant cinq « secondes, une attaque survenait invariablement. L'inter- « prétation est des plus nettes. Le ralentissement du pouls « constitue une sorte de premier stade dans l'évolution « du syndrôme. Est-il poussé au paroxysme, apparaissent « les manifestations plus dramatiques, syncopes, attaques « convulsives ».

Que dire alors des observations rapportées par Quelmé (Observ. XII, XIII et XIV), où le pouls ne se ralentissait qu'une fois les crises syncopales et épileptiformes survenues ? Regnard paraît également porté à ne pas séparer le pouls lent permanent du pouls lent transitoire. (Th. de Paris, p. 74).

Quant à la transition ou la permanence du ralentissement, ce ne serait pour MM. Hirtz et Lévy, qu'une question de plus ou de moins dans la durée de la cause. Nous croyons toutefois, que dans la maladie de Stokes-Adams, celle-ci est organique, plus profonde que dans les autres variétés de pouls lents pathologiques ; sa localisation, bulbaire le plus souvent, cardiaque quelquefois, en détermine la constance et la gravité. Les autres causes de ralentissement du pouls, de leur nature essentiellement transi-

toires (intoxications), ne réussiraient que très exception-
nellement à constituer le syndrôme Stokes-Adams.

La deuxième espèce de pouls lent transitoire a des ori-
gines variées que nous étudierons plus loin. Quant au
pouls ralenti physiologiquement, de nombreux faits attes-
tent son existence :

Marquet, cité par Haller, relate le fait de deux indivi-
dus bien portants et n'ayant que respectivement 24 et 30
pulsations à la minute.

Roux, dans la *Gazette Médicale de Picardie* (1889), nous
en donne un autre exemple.

L'observation XXIV de la thèse de Regnard (1890), en
est un autre cas. Leflaive parle d'un vieillard, dont le
nombre habituel de pulsations oscillait entre 50 et 60, et
chez lequel le chiffre de 70 était l'indice d'un mouvement
fébrile.

M. Vigouroux (de Dun-le-Roy), a publié l'histoire d'un
homme qui n'avait que 20 battements à la minute, depuis
plus de cinq ans, sans avoir jamais éprouvé aucun trouble
de la santé.

M. Rendu a signalé le cas d'un individu, qui avec
toutes les apparences de la santé, avait un pouls battant
de 16 à 18 fois par minute.

On voit donc, d'après tous ces faits, que l'existence du
pouls lent physiologique ne saurait être mise en doute.
Quant à la cause intime du phénomène, elle est loin d'être
connue, les autopsies manquant, et les quelques cas qui
ont été examinés *post-mortem*, n'ayant révélé aucune altération anatomique, soit macroscopique, soit microsco-
pique.

Revue des diverses causes de ralentissement du pouls.
Par quel mécanisme le pouls peut-il être ralenti ?

A *priori*, nous sommes amené à étudier pour répondre à cette question :

      1° l'appareil nerveux cardiaque

    et l'appareil circulatoire,

c'est-à-dire : 2°) le cœur d'une part,

    et 3°) les vaisseaux d'autre part.

D'où trois divisions dans l'étiologie.

Nous en ajouterons une quatrième, non de moindre importance :

    4° Les intoxications.

1° L'innervation cardiaque comprend deux appareils :

    α) un appareil accélérateur,

    β) un appareil modérateur,

α) Le premier est constitué par des fibres du sympathique. Les fibres sympathiques accélératrices se rencontrent, d'après M. F. Franck, dans le cordon du grand sympathique du cou et le ganglion cervical supérieur, où elles proviennent de la partie supérieure de la moelle cervicale — dans le ganglion cervical moyen et l'inférieur. Celles-ci, sont issues du nerf vertébral (du 4ᵉ au 7ᵉ cervical), et de la 8ᵉ paire directement — dans les deux premiers ganglions dorsaux ; ces derniers sortent aussi de la moelle par les rami communicantes. De là partent les nerfs sympathiques, qui vont aboutir au plexus cardiaque, schématiquement au nombre de trois : supérieur, moyen, inférieur, mais en réalité présentant les plus grandes variétés, s'anastomosant, se divisant des façons les plus diverses.

L'appareil frénateur comprend des filets qui se détachent exclusivement du tronc du pneumogastrique, mais cette dépendance de la dixième paire n'est qu'apparente. Si, en effet, par le procédé de Claude Bernard (en tirant sur la branche externe du spinal bien isolée jusqu'au trou déchiré postérieur), on arrache en même temps que les filets médullaires, tous les filets bulbaires, et qu'on attende quatre jours révolus pour laisser aux fibres du spinal, le temps de dégénérer et de perdre leurs propriétés physiologiques, l'excitation du pneumogastrique n'a plus d'action sur le cœur, tandis qu'elle se produit du côté opposé où le spinal est intact (expérience de Waller). Cette action du pneumogastrique a été établie à peu près à la même époque par Budge, les frères Weber et Claude Bernard. Arloing et Tripier ont montré que le vague du côté droit a une action prédominante sur le cœur. J. Dogiel et E. Grahe ont constaté que chez le chien curarisé l'excitation du pneumogastrique coupé ne produit qu'un arrêt du cœur d'assez courte durée, tant que l'autre est intact. Cet arrêt se prolonge notablement si on a coupé au préalable celui-ci. Ces auteurs ont constaté aussi, que l'excitation simultanée des deux bouts périphériques, des deux pneumogastriques coupés provoque un arrêt du cœur, notablement plus prolongé que l'excitation d'un seul de ces nerfs. D'où il est permis de conclure qu'une action sur le vague doit être ou centrale (bulbaire) ou double pour avoir quelque durée.

Quant au centre frénateur, son siège serait, d'après M. Laborde, dans la partie postéro-externe du bulbe, au voisinage de la couronne radiculaire du noyau sensitif (racine bulbaire ou descendante du trijumeau) au niveau des amas bulbaires que les recherches de Stilling, Clarke, Van Deen, Huguenin, les coupes de Mathias Duval, ont si bien fait connaître sous le nom de noyaux accessoires de l'hypoglosse et des nerfs mixtes (pneumogastrique, spinal, glosso-pharyngien).

Pour ce qui est de l'origine centrale des fibres accélératrices, la question à l'heure actuelle n'est pas encore nettement résolue. Outre cette innervation extrinsèque, le cœur possède dans son parenchyme même, trois amas ganglionnaires : l'un dans l'oreillette droite, au niveau de l'embouchure de la veine cave inférieure ; l'autre dans l'oreillette gauche, au niveau des embouchures des veines pulmonaires ; le troisième enfin, au niveau du sillon auriculo-ventriculaire, empiétant sur le tiers supérieur des ventricules et voisin des parties auriculo-ventriculaires des artères coronaires. Le cœur possède une indépendance motrice par l'existence de ces trois centres nerveux dont les deux premiers (Remak, Bidder) seraient antagonistes du troisième (Ludwig). Nous n'insisterons pas davantage sur ces ganglions, dont l'existence a peu d'importance au point de vue de l'étude étiologique du ralentissement du pouls. Car il est difficile d'admettre, que telle cause qui les frappe, n'atteigne pas en même temps le reste du système nerveux cardiaque.

A priori, on peut concevoir deux modes suivant lesquels le pouls sera ralenti pour une cause d'ordre nerveux : Une paralysie ou parésie de l'appareil accélérateur, ou une excitation de l'appareil modérateur.

Le premier mode est cliniquement négligeable.

Quant à l'excitation de l'appareil frénateur, c'est la cause de beaucoup la plus fréquente, surtout si l'on considère les cas où elle a été centrale.

Dans la méningite aigüe, on sait l'importance du ralentissement du pouls au point de vue diagnostique, en particulier avec la fièvre typhoïde. La cause en est dans un retentissement de la phlegmasie du côté du centre moteur cardiaque. Ce qui corrobore cette opinion, c'est que dans les quelques cas où on a noté de l'accélération, il s'agissait le plus souvent de méningite de la convexité.

Notons le ralentissement du pouls observé fréquemment dans l'apoplexie cérébrale.

Pour ce qui a trait à la commotion cérébrale, Duret a nettement élucidé la question dans son étude expérimentale sur les traumatismes cérébraux (1876) : « Il y a, dit-il,
« évidemment là quelque chose de particulier ; car nombre
« de traumatismes très graves ont été publiés où le rythme
« cardiaque n'a jamais été troublé... les signes d'une com-
« motion grave, persistante, ne s'étant jamais manifestés.
« Ce n'est donc pas une lésion des hémisphères proprement
« dits qui peut expliquer tous les phénomènes si accusés de
« la commotion : perte subite du fonctionnement encépha-
« lique, arrêt de la respiration, ralentissement ou sus-
« pension des mouvements cardiaques..... Ne serait-ce
« pas la lésion du bulbe qui, comme un écran très petit
« placé au foyer d'une lentille optique, suffit pour arrêter
« les rayons lumineux et produire l'obscurité derrière lui,
« de même une petite lésion sise au foyer bulbaire pro-
« duira la nuit intellectuelle et suspendra tout fonction-
« nement encéphalique »

s. 2

BIBLIOTHÈQUE NATIONALE — R. F. — IMPRIMÉS

Les faits relatifs à la compression cérébrale agissent d'une part en anémiant les centres nerveux, d'autre part en produisant une augmentation de la tension artérielle vraîment énorme, ainsi que le fait remarquer Couty dans les *Archives de Physiologie* (1876).

Dans le même ordre d'idées, quoique produit par une cause diamétralement opposée, citons le ralentissement du pouls dû à une congestion cérébro-bulbaire et survenu chez un syphilitique. (Obs. XIV, Thèse de Truffet, d'après M. Teissier.)

Landois, en 1865, montrait d'ailleurs que l'hypérémie veineuse de la moelle allongée et du cerveau résultant d'une compression de la veine cave, produisait un ralentissement considérable du pouls. C'est à propos de ces faits, en apparence contradictoires, qu'Andral écrivait : « C'est une loi en pathologie, que dans tout organe, la « diminution de la quantité du sang qu'il doit contenir, « produit des désordres fonctionnels aussi bien que la « présence d'une quantité de sang surabondante ».

Quant aux cas relatifs à des lésions exclusivement localisées à la région bulbo-médullaire, nous citerons ceux d'Halberton (1841) consécutif à une chute de cheval, ayant produit un traumatisme cervical et par suite un ralentissement extrême du pouls (jusqu'à 12, 10, 9 et 8 pulsations),— de Rosenthal, chez un enfant de 15 ans, qui à la suite d'un coup de couteau au niveau de la 6° cervicale avait eu des troubles passagers de connaissance, ainsi qu'une hémiplégie droite ayant disparu au bout de vingt-quatre heures. Pendant quatre semaines, le pouls oscilla entre 56 et 48 pulsations. La guérison fut complète au bout de trois mois, — d'Hutchinson, « relatif à une fracture de la 5ᵉ vertèbre cervicale avec déchirure de la moelle à ce niveau », — de Portal : « histoire d'un marquis dont le pouls était très lent ». A l'autopsie lésion de la moelle épinière au niveau de la région cervicale.

Tels sont les principaux faits qui ont servi à étayer la théorie principale que nous étudierons dans le chapitre suivant.

Le spinal, théoriquement, par sa compression pourrait évidemment donner lieu à un ralentissement du pouls, mais on n'en connaît pas d'exemple clinique.

L'excitation du pneumogastrique peut être directe ou réflexe.

Directe, nous avons l'exemple classique de Czermak, comprimant son vague, au niveau du larynx, sur une tumeur osseuse dont il était atteint et produisant un ralentissement du pouls.

Candarelli reprit les mêmes expériences et arriva au même résultat.

Warilesky, également a pu provoquer par compression du nerf une anxiété respiratoire, des fourmillements périphériques, des syncopes, des convulsions épileptiformes.

Figuet, dans sa thèse de Lyon (1882), nous rapporte un exemple de pouls lent permanent avec compression du pneumogastrique.

De même un cas dû à un anévrysme aortique est cité par Stackler (*Revue de Médecine*, 1882), comme ayant produit un ralentissement des pulsations. Des ganglions anthracnosiques auraient produit le même résultat (Bernard).

Réflexe, l'excitation peut suivre la voie cérébro-spinale ou sympathique.

Citons l'expérience de Schiff comme exemple du premier mode :

Sur un lapin récemment préparé pour l'arrachement des deux nerfs spinaux, on irrite la 5ᵉ paire en comprimant fortement sur l'os avec le pouce, le pinceau du nerf sous-orbitaire. Le cœur s'arrête en diastole. On arrache alors les deux nerfs spinaux, le rythme, accéléré de ce chef, n'est plus influencé par la compression du nerf.

Ajoutons ici qu'il ne faudrait pas attribuer à l'élément douleur, c'est-à-dire au centre cérébral conscient, le réflexe cardiaque dans les expériences ci-dessus, on le reproduit également chez des animaux dont on a enlevé les hémisphères cérébraux Toutefois les influences psychiques et sensorielles ne sont pas à négliger, puisqu'elles peuvent provoquer à elles seules les réflexes cardiaques. « Le cœur physique est doublé d'un cœur moral, a dit Peter ».

Le réflexe d'arrêt au début de la chloroformisation, la mort subite par introduction de corps étrangers dans le vestibule sus-glottique, si sensible du larynx, les expériences de Picard déterminant la syncope par excitation du laryngé supérieur, sont encore d'autres exemples du premier genre de réflexe.

La voie sympathique a été prise dans différents cas :

Telle l'observation de Vaquez (*Gazette hebdomadaire,* 1890) de pouls lent succédant à une lésion irritative du plexus solaire ; telle aussi celle du docteur Somerville, attribuée par lui à l'ingestion de poisson salé (filets stomacaux) et comparée par cet auteur au ralentissement du pouls, qui quelquefois survient à la suite de l'abus du tabac. Citons enfin l'expérience de Goltz sur la grenouille, déterminant un ralentissement du pouls par de petits coups répétés sur l'intestin de cet animal.

Nous arrivons aux causes qui dépendent de l'appareil circulatoire :

2° Le cœur, atteint de dégénérescence graisseuse, peut présenter un ralentissement de ses systoles. A cette altération du myocarde sont rapportés les cas les plus anciens d'Adams, de Stokes, une observation de Cornil (*Société de Biologie*, 1875) : vieillard de soixante-quinze ans, ayant présenté 28-30 pulsations et dont la fibre cardiaque était graisseuse. Le Dr Roux (*Gazette de Picardie*, octobre 1885), Huchard (*Traité des maladies du cœur*, 1889, p. 262), Hirtz dans la thèse de Regnard (Obs. XVI), Frey, cité dans le même travail (p. 74), en citent d'autres exemples.

Certaines affections des organes respiratoires peuvent aussi, par leur retentissement sur le cœur, diminuer la fréquence de ses systoles : tels sont des épanchements pleuraux très abondants, on a même cité quelques cas de gangrène pulmonaire.

3° Les vaisseaux peuvent agir par augmentation de la tension artérielle. — Nous savons, en effet, d'après la loi de Marey, que le nombre de pulsations est inverse de celle-ci. Pour le prouver, ce physiologiste fait l'expérience suivante :

« Les veines et les artères d'un cœur de tortue séparées de l'animal sont reliées par des tubes de caoutchouc à un réservoir.

« Or toutes les fois qu'en élevant l'orifice d'écoulement du sang artériel, ou en le retrécissant, on augmente la pression, on voit les mouvements du cœur se ralentir. Si, par des influences diverses, on fait au contraire baisser la pression, les mouvements du cœur deviennent plus rapides ».

Contrairement à ce que croyait Cyon (1867), il fit voir, que si la galvanisation du nerf de ce nom amène, avec un abaissement de la tension, une diminution des battements du cœur, cela tient à ce que tous les filets nerveux qui relient ce nerf au pneumogastrique n'ont pas été coupés.

L'augmentation de la pression artérielle peut résulter soit de l'accroissement de la masse sanguine, soit d'une diminution de capacité des vaisseaux qui la contiennent. La pléthore est le type du premier mode, le ralentissement est dû, d'après les auteurs, à la réplétion des cavités cardiaques et des capillaires.

La compression exercée en un point de l'encéphale, suspendant le cours du sang dans ce viscère et le refoulant dans les autres parties de l'appareil circulatoire, produit, d'après Couty (*Arch. de Physiologie*, 1876), un ralentissement des pulsations cardiaques par augmentation de la tension artérielle. Ici intervient un deuxième facteur dû à l'anémie bulbaire qui est pour le moins aussi important que le premier. — MM. Hirtz et Lévy pensent qu'il faut tenir compte de l'action directe exercée sur les éléments.

En comprimant un gros vaisseau, on détermine une diminution des pulsations artérielles, c'est ce que fit Chauveau en opérant sur l'aorte du cheval avec la main introduite dans le rectum : de 50 le pouls tomba à 35 par minute.

Notons aussi dans la parturition, le ralentissement du pouls, étudié par Blot, qui commence ordinairement dans les 24 heures suivant l'accouchement. On l'observe après l'avortement, après l'accouchement prématuré, comme après l'accouchement à terme. « L'utérus, dit Lo-rain, une fois désempli et revenu sur lui-même, un « trouble doit se reproduire dans la circulation générale. « Les vastes réseaux de l'utérus en congestion, consti-« tuaient une large voie pour le passage du sang des « artères dans les veines, dès que cette voie se trouve « supprimée par le retrait de l'utérus qui agit là d'une « manière analogue à la ligature appliquée sur une artère « volumineuse, le sang s'accumule momentanément dans « le système artériel et il en résulte une tension plus « grande. Cette tension devient à son tour un obstacle à « la systole ventriculaire, d'où ralentissement du pouls. « Bientôt, et cela, dans un temps variable, l'équilibre se « rétablit, et avec lui, réapparaît la fréquence ordinaire « des battements du cœur, absolument comme on l'ob-« serve aussi un certain temps après la ligature d'un « vaisseau important ».

Pathologiquement, c'est le processus de l'artério-sclé-rose qui détermine le rétrécissement des artérioles. C'est ce qui ressort des observations VIII, XIV de la thèse de Quelmé (95), VIII, de la thèse de Bouessée (91). Il est juste de dire que l'artério-sclérose agit également en produisant une anémie bulbaire.

4° Nous arrivons enfin aux intoxications.

Dans cette catégorie rentre le pouls ralenti de l'ictère simple. Ce fait a été bien mis en évidence par le professeur

Bouillaud. Virchow et Horak ont trouvé un ralentissement dès le début ; ce ralentissement se prononce surtout au bout de plusieurs jours et persiste même longtemps après la diminution de l'ictère. La fréquence du pouls serait même .d'un mauvais pronostic. Il serait dû pour la plupart des auteurs à l'action des sels biliaires sur les· nerfs moteurs du cœur.

Citons le pouls ralenti de l'intoxication saturnine aigüe. Au début cependant, on observe souvent une accélération qui est dûe à une circonstance accessoire, telle que l'irritation de l'estomac et le vomissement. Après les vomissements ou s'ils manquent, on n'observe, comme expression de l'intoxication, que le ralentissement. La cause en a été attribuée, soit à un spasme des vaisseaux bulbaires, soit à l'anémie générale, soit à un réflexe parti des nerfs sensibles de l'intestin, ou enfin à une action irritante des composés toxiques sur le bulbe.

Les infections microbiennes peuvent aussi donner lieu à un ralentissement du pouls : telle l'observation de Chappet (*Lyon médical*, 1883), où, au début d'une pneumonie, le cœur présenta un ralentissement notable en même temps que survinrent des convulsions épileptiformes.

Notons encore l'urémie sur laquelle MM. Debove et Comby ont tant insisté. Nous citerons à l'appui de ces faits les observations du premier à la Société médicale des hôpitaux (1888), de Gingeot (1888).

Pour Debove, la modification du rythme cardiaque serait à son tour une cause d'urémie : le pouls lent serait le premier phénomène ; par le fait même de l'espacement des battements du cœur, la sécrétion urinaire s'accompli-

rait défectueusement, d'où urémie et convulsions épileptiformes, vertiges, etc.

Nous croyons, avec MM. Hirtz et Lévy, que les deux
phénomènes sont le plus souvent concomitants, vu la gé-
néralisation des lésions artérielles, cause fréquente de
ralentissement du pouls, bien que l'urémie puisse à elle
seule produire le symptôme.

En dernier lieu le surmenage, qui, nous le verrons,
produit une auto-intoxication.

Notons encore le paludisme dont Flint rapporte une
observation. Un autre cas nous a été transmis par un de
nos collègues, examiné jadis par Talamon, et n'ayant
que 48 pulsations. Cet auteur n'aurait trouvé que des
antécédents paludiques dans l'étiologie. Nous donnons cet
exemple, toutefois, sous toutes réserves.

Nous pensons toutefois qu'il y a plutôt lieu ici d'incriminer l'action anémiante du paludisme ; nous en repar-
lerons d'ailleurs plus loin avec l'observation de Flint.

Parmi les médicaments, la digitale vient en tète. Brodie
avait déjà constaté en 1811, que l'upas antiar arrète les
mouvements du cœur. Le venin du crapaud et de la sala-
mandre aurait des effets analogues, ainsi que le strophan-
tus et l'ellébore vert. L'aconitine, à la dose de un milli-
gramme en injection sous-cutanée, arrêterait les mouvements du cœur. La muscarine peut également être citée.
Puis l'opium, le colchique, la grande ciguë, la scille et
la vératrine, même l'atropine à doses élevées et enfin
les composés cyaniques.

Quant à leur mode d'action : action musculaire, ou
nerveuse, telles sont les opinions que partagent les au-

teurs, les uns avec Stannius, les autres avec Traube. Vul-
pian, après de nombreuses recherches, adopte une théorie
mixte avec prépondérance de l'action sur l'élément nerveux.

CHAPITRE III

Exposé des différentes théories pathogéniques

De toutes les causes qui peuvent produire le ralentissement du pouls, trois surtout ont été incriminées par les
différents auteurs, sans nier d'ailleurs l'existence de pouls
rare dans d'autres circonstances. Ces trois théories sont :

1° La théorie cardiaque, dont Stokes fut le promoteur ;

2° La théorie nerveuse, c'est-à-dire bulbo-médullaire,
que Charcot professa dans ses leçons, inspirant à ce
sujet la thèse de Blondeau (1879) ;

3° La théorie vasculaire, dûe au processus de l'artério-
sclérose, d'après laquelle Huchard, son promoteur, insti-
tua un traitement rationnel.

La première, la plus ancienne en date, fut établie par
son auteur sur la relation de quelques observations, où
l'autopsie montra une dégénérescence graisseuse de la
fibre cardiaque. Elle fut adoptée par Cornil, Kühne, et
nous en avons cité plus haut plusieurs observations qui y
ont trait. Regnard, dans sa thèse, en fait la cause la plus

fréquente du pouls lent permanent : «... Le plus souvent,
« dit-il, dans ses conclusions, l'agent qu'on doit incrimi-
« ner comme provocateur, pour ainsi dire, de l'affection,
« les altérations des fonctions nerveuses, ne survenant
« que secondairement, est le cœur : dégénérescence grais-
« seuse du myocarde avec endocardite rhumatismale ou
« encore coronarite athéromateuse.

La théorie de Charcot, attestée par de nombreux faits
(Hutchinson, Halberton, Rosenthal, etc.), est mise en
évidence par son élève Blondeau, qui termine ainsi les
conclusions de sa thèse :

« L'existence de manifestations bulbaires évidentes
« nous autorise à supposer, sous toutes réserves, que la
« lenteur permanente du pouls avec accès épileptiformes
« pourrait être sous la dépendance d'une altération bul-
« baire, ce qui semblerait résulter aussi des faits trauma-
« tiques de Rosenthal et d'Halberton ».

La théorie de l'artério-sclérose, professée par Huchard,
est adoptée par Delalande qui fait du pouls lent une ma-
nifestation urémique par localisation rénale de ce processus. Nous lisons en effet dans ses conclusions : « Les
« lésions le plus fréquemment observées consistent en la
« dégénérescence scléreuse généralisée du système arté-
« riel. Les crises pseudo-épileptiques nous semblent être
« en rapport avec l'état urémique variable, déterminé par
« la localisation rénale de cette dégénérescence. Notre
« avis est corroboré par l'efficacité du régime lacté exclu-
« sif, que nous conseillons comme traitement de ces crises
« concomitantes ».

Huchard comprend sous le nom de maladie de Stokes-

Adams tous les faits d'artério-sclérose cardio-bulbaire et élimine tous ceux d'origine nerveuse. Les phénomènes associés, qui peuvent exister dans le premier cas, font toujours défaut dans le second (urémie, angine de poitrine, maladie de Menière). Il existe pour lui des formes frustes sans pouls lent permanent, avec pouls lent permanent considéré comme physiologique, avec faux pouls lent permanent de rythme couplé du cœur, avec pâleur de la face, se terminant fréquemment par la mort subite. Il y a aussi des formes associées à la lésion des reins, du myocarde, de l'estomac. Enfin, la maladie de Stokes-Adams n'étant qu'une claudication intermittente du bulbe, réclame une thérapeutique spéciale. Tel est ce qui résulte d'un article de Huchard dans les *Archives de Médecine* (7 septembre 1895).

Nous mentionnerons la théorie urémique, émise par Debove, Comby, Gingeot et dont nous avons déjà d'ailleurs parlé. —Elle peut être rattachée comme le veut Delalande à celle de Huchard, — mais nous la regarderons plutôt comme une auto-intoxication.

L'explication d'Ogles qui incrimine la présence de dépôts fibrineux ou d'infarctus dans le myocarde, ne nous arrêtera point.

Des trois théories principales, laquelle paraît la plus probable ?

Disons tout d'abord que l'hypothèse de Huchard, n'est en contradiction avec aucune des précédentes, car, ainsi que le fait remarquer le Professeur Grasset, elle admet à la fois un élément cardio-vasculaire et une localisation bulbaire. Le syndrome du pouls lent serait dû à la localisation bulbaire d'une altération cardio-vasculaire généralisée.

Quant à la théorie de Stokes, il est bien difficile de l'admettre d'une manière exclusive. Comment comprendre avec elle les faits nombreux de pouls lent permanent où l'autopsie n'a révélé aucune lésion cardiaque et inversement. D'ailleurs pour Stokes, les attaques syncopales étaient dûes à l'insuffisance artérielle, la tension artérielle étant diminuée, ce qui est faux. « Il serait difficile à l'au-« teur anglais de montrer le rapport qu'il y a entre les « irradiations qu'il décrit et une altération du cœur.Ce sont « là des cas complexes où l'on voit nettement l'interven-« tion du système nerveux, puisque parfois le tableau se « rapproche de celui de l'angine de poitrine. (*Thèse* de « Truffet, p. 50).

Nous arrivons ainsi à la théorie nerveuse de Charcot. Elle a pour elle les expériences de Duret, qui, par des chocs répétés sur la tête d'un chien, aurait produit un ralentissement du pouls, expliqué d'ailleurs par les lésions bulbaires observées.

Les exemples de paralysie labio-glosso-laryngée, dont la terminaison fatale s'est faite dans un accès de dyspnée avec syncope peuvent la corroborer.

L'existence de manifestations bulbaires évidentes (dyspnée, vomissements, hypothermie) notées dans quelques observations, autorise à se rattacher à la théorie de Charcot.

N'est-il pas naturel, cette affection ayant été le plus souvent observée chez des vieillards, d'admettre une altéra--ration de dégénérescence des noyaux bulbaires, et, dans les cas où les lésions nerveuses ont fait défaut, ne peut-on invoquer, comme dans l'hystérie et l'épilepsie, que celles ci échappent à nos moyens d'investigations actuels. Il semble même, si on veut admettre l'influence trophique probable du pneumogastrique, que tous les cas de dégénérescence graisseuse observés rentrent dans la théorie nerveuse, en plaçant dans le bulbe le centre trophique du cœur. Reynier ne nous dit-il pas, au sujet de la section des vagues : « Les effets à longue portée, les effets lointains, « ne se rattachent presque plus au fonctionnement du « cœur, ils sont caractérisés par l'inanition suivie de la « stéatose du cœur, qui n'est qu'un épisode de la dégéné- « ration universelle ».

En résumé, nous voyons, que des trois principales théories émises sur la pathogénie du pouls lent permanent, c'est celle de Charcot qui nous paraît la plus probable.

Quant aux explications qui ont été données pour le ralentissement temporaire du pouls, nous ne reviendrons pas sur elles.

Nous remarquerons toutefois que l'anémie a été mentionnée à peine avant notre maître Hirtz (Bouillaud, observation relatée dans la thèse de Tounesko).

L'anémie bulbaire est bien notée, témoin ce malade de Stokes qui faisait avorter ses attaques en se mettant la tête en bas.

Couty l'a expérimentalement prouvée, en déterminant un ralentissement du pouls chez le chien, par injection de poudre de lycopode dans les artères cérébrales.

Cliniquement, on l'explique en général par l'artério-sclérose des vaisseaux bulbaires. Elle pourrait élucider même la pathogénie des attaques du pouls lent permanent : « Le mécanisme intime semble être le suivant, dit « Letulle, dans sa thèse d'agrégation, le cœur s'arrête « excité par le pneumogastrique, le sang n'arrive plus à « l'encéphale et cette anémie bulbaire provoque l'attaque ». Mais de l'anémie générale, il n'est pour ainsi dire pas fait mention ; que celle-ci soit secondaire ou essentielle.

Quant au surmenage physique, nous n'avons trouvé qu'une observation de Regnard, empruntée d'ailleurs au Dr Hirtz (Obs. XI).

Voici maintenant les quelques observations que nous avons pu recueillir, où l'anémie et le surmenage paraissent jouer un rôle, soit séparément, soit le plus souvent associés comme causes de ralentissement du pouls.

CHAPITRE IV

Observations

— Obs. I. — L... (Adèle), dix-huit ans, couturière.

Aucune maladie antérieure, chlorose d'intensité moyenne.

La malade a d'ailleurs toujours été pâle. Les règles survenues à treize ans ont toujours été peu abondantes, mal colorées, irrégulières.

Souffle systolique à la base, souffle continu aux vaisseaux du cou.

L'anémie s'est surtout accentuée depuis six mois, et cette accentuation a nettement coïncidé avec une augmentation du travail habituel. Depuis le même temps, elle souffre de maux de tête et de vertiges avec sifflements dans les oreilles.

Le pouls pris à la radiale est de 56.

— Obs. II. — Valérie, dix-sept ans, chlorose très marquée, l'anémie s'est surtout accentuée depuis que la malade est venue de la campagne à Paris, où elle habitait un logement mal aéré, et s'est beaucoup fatiguée comme domestique.

Souffle au cœur, systolique, base et pointe, et aux vaisseaux du cou.

Pouls : 52.

— Obs. III. — *In* Thèse de Regnard dûe à l'obligeance de M. le docteur E. Hirtz.

Jeune fille de 22 ans, très anémique à la suite de marches

forcées et de préoccupations morales, présente un pouls lent permanent à 50 pulsations pendant plus de quatre mois (au lieu de 66 pulsations normales).

Le séjour dans les montagnes, en Suisse, le repos absolu, la guérissent complètement, et le pouls redevint ce qu'il était en pleine santé.

— Obs. IV. — X..., dix-huit ans. Chloro-anémie intense avec souffle à la pointe du cœur ainsi qu'à la base, sans surmenage, sans préoccupation normale associée. Pouls : 54.

— Obs. V. — Relatée dans la thèse de Tounesko (1858). Jeune chloro-anémique qui, d'après Bouillaud, ne présentait que 28 pulsations.

— Obs. VI. — *(Personnelle).* — Hôpital Laënnec. Service du Dr Hirtz. — V..., Adolphine, 30 ans, domestique, entrée le 13 mai.

A. H. — Père rhumatisant ; mère morte de tuberculose pulmonaire ; sœur 23 ans anémique ; frère bien portant.

A. P. — Fièvre typhoïde à 15 ans.

Elle aurait eu une néphrite, il y a trois ans. Depuis, pas d'accidents ; travaille depuis six ans. Elle a eu, dit-elle, un service beaucoup plus pénible dans ces derniers temps.

Examen : Faciès anémique. Cœur : Battements réguliers Pas de faux pas. Souffle léger à la base et à la pointe. Souffle dans les vaisseaux du cou.

P. : 50. Pression : 15.

Dysménorrhée, sang pâle, mal réglée.

Urines : un peu d'albumine.

Régime lacté, protoxalate de fer et magnésie.

18 mai. — P. : 60. Pression : 17. L'albumine a disparu. A sa sortie fin mai, la malade avait un pouls de 66.

— Obs. VII. — L... (Henri), 20 ans.

Éthylisme avoué, tousse un peu tous les hivers depuis quatre ans. Il y a quatre jours, à la suite d'un bain froid, il est pris d'une hémoptysie abondante qui l'a profondément anémié.

A l'auscultation, foyer de râles sous-crépitants au sommet gauche en arrière.

Le pouls est à 54. Pression : 16.

— Obs. VIII. — L... (Georges), 44 ans.
Éthylique renforcé.

Il y a dix mois hématémèse. Il y a quinze jours, nouvelle hématémèse avec melæna, le malade reste très anémié et très affaibli.

Pouls : 56.

— Obs. IX. — M... (Claire).
Tousse depuis trois mois environ, a maigri un peu, pas de fièvre.

Au sommet droit, en avant submatité avec respiration rude, retentissement de la voix et de la toux, augmentation des vibrations.

Au cœur, souffle systolique à la base, souffle dans les vaisseaux du cou.

Pouls : 48-50. Pression : 13.

— Obs. X. — (*Résumée*).— Stokes. *In* Thèse de Quelmé, p. 13. —Anémie. Pouls très lent avec murmure valvulaire.

Un homme de plus de 50 ans, fut admis à l'hôpital avec les symptômes caractéristiques de la phtisie sénile.

La peau était d'un jaune pâle, et l'état général révélait une grande débilité. Le malade se plaignait de toux et de dyspnée, mais il ne rapportait aucune de ses souffrances à la région du cœur. Son pouls battait 35 fois par minute et quelquefois il s'élevait jusqu'à 40 pulsations. Celles-ci régulières, mais faibles, s'accompagnaient d'un bruit de souffle au premier temps, semblable à celui qu'on observe dans l'insuffisance mitrale, ce bruit devenait plus fort à mesure qu'on se rapprochait de la partie supérieure du sternum : il avait son summum d'intensité au niveau de l'articulation de la seconde côte droite. Nous crûmes avoir affaire à une maladie de la valvule mitrale et nous pensâmes que le bruit aortique était dû à l'anémie. Le malade mourut sans agonie.

— Obs. XI. — (*Personnelle*). — Hôpital Laënnec, Service du Dʳ Hirtz. — X..., domestique, entre pour une grande fatigue.

A l'auscultation au sommet droit, début de tuberculose.
Pouls : 48.

— Obs. XII. — N... (Marie), 30 ans.
Entre à l'hôpital, le 7 février 1893, pour des douleurs rhumatismales, dans les jambes, les chevilles, datant de huit jours.
Gonflement léger, douleur assez vive.
La température est de 38° 5.
Anémie ancienne, a augmenté depuis le début de l'affection.
Souffle systolique à la base.
Pouls : 56.
La malade est soumise au salicylate.
Les jours suivants, les douleurs persistent, l'anémie s'accentue.
Le pouls est à 52, le 14 février.
Le 18, il est à 48.
A partir du 22 février, la situation s'améliore lentement.
Le 28 février, le pouls remonte à 52.
Le 17 mars, 56 pulsations.
A la sortie de la malade, au commencement d'avril, on compte : 60 pulsations.

— Obs. XIII. — C... (Pierre), 20 ans.
Le malade, infirmier dans le service, est atteint de rhumatisme des articulations des genoux et des chevilles. Température 39° 5.

On donne 5 grammes de salicylate.

Sous cette influence, amendement rapide, deux jours après (20 avril 1894), la température est à 38.

Quelques douleurs persistent jusqu'au 27.

Le pouls n'a pas été pris à l'entrée.

Le 20 avril, il est à 70.

Le 26, à 56

Le 24, à 70 encore.

A partir du 28, il remonte pour se trouver à 62 le 29, à 68 le 1ᵉʳ mai.

Le malade est envoyé à Vincennes et reprend son service quinze jours après. Le pouls, pris à plusieurs reprises, est au-dessus du chiffre habituel il atteint 76, 78.

Le salicylate de soude administré au sujet en dehors du rhumatisme n'a eu aucune action sur le pouls.

— Obs. XIV et XV. — Chawot cite deux cas de rhumatisme, articulaire aigu, ayant présenté respectivement 56 et 52 pulsations au moment de leur convalescence (*Thèse*. Paris, 1871).

— Obs. XVI. — (Grob.) *In* Thèse de Kocher (Obs. XXIX), 1890. — Homme de 19 ans, atteint de rhumatisme articulaire aigü, entré le 24 décembre, le quatrième jour de sa maladie.

Pouls : 84.

Temp. : 39°3.

On lui administre du salicylate jusqu'à production de bourdonnements dans les oreilles.

25. P. : 80. T. : 38°8.

26. P. : 96. T. : 37°5. 6 grammes de salicylate.

27. Plus de fièvre. P. : 64-72. 3 grammes de salicylate.

29. P. : 52-56

31. P. : 50-52.

3 Janvier. P. : 48-58.

Guéri à la date du 6 janvier.

— Obs. XVII. — (*Personnelle*). — Hôpital Laënnec. Salle Cruveilhier, lit n° 5. — S..., épicier, 17 ans, entré le 6 juin.

A. H. Père et mère bien portants. Frère mort à 18 ans, tuberculeux. Sœur morte d'angine diphtérique. 2 frères, 3 sœurs bien portants.

A. P. Première attaque de rhumatisme vers 8 ans.

Plusieurs attaques jusqu'à 14-17 ans : n'a travaillé qu'à partir de cet âge.

Malade depuis huit jours. Début par des douleurs dans les épaules.

Actuellement, celles-ci sont douloureuses, mais ce sont surtout les genoux qui sont tuméfiés.

Pouls : 48. Salicylate de soude 48.

18 juin. P. : 48. On continue le salicylate ; les articulations sont moins douloureuses.

15 juin. Pouls : 54. Pression : 17.

— Obs. XVIII. — (*Personnelle*). — Salle Cruveilhier, lit n° 5. Service du Dr Hirtz. — P... Eugène, 19 ans, cuisinier, entré le 27 juin 1898.

A. H. Père et mère bien portants. Pas d'antécédents rhumatismaux.

A. P. Pas de maladie antérieure.

Le 24, il a été pris de douleurs dans les poignets et les doigts qu'il ne pouvait étendre sans douleur. Le cou de pied et le genou gauches lui étaient également sensibles.

Il travaillait depuis trois semaines de six heures à minuit toujours dans une cuisine humide, éclairée au gaz toute la journée et située au sous-sol.

Une demi-heure à peine lui était accordée pour déjeuner.

Actuellement, pas de tuméfaction dans ces parties, qui sont plutôt sensibles que véritablement douloureuses.

Visage anémié. Conjonctives et gencives très pâles. Rien d'organique.

Cœur. Battements réguliers mais faibles,

Léger souffle dans les vaisseaux du cou du côté droit.
Pouls : 48. Température : 38, le 27 au soir.
Le 28 : 36,5. — Rien dans les urines.

— Obs. XIX.— (Flint). *In* Thèse de Kocher (Obs. XXV. 1890).
— Malade ayant été récemment atteint de la malaria. Il entrait
en convalescence. Maux de tête. P.: 30-48. Toute trace de malaria disparaît. Les maux de tête persistent avec 58 pulsations.
Cœur normal.

— Obs. XX.— N... (François) 60 ans.
Entré à l'hôpital pour étourdissements qu'il ressent depuis
quelques semaines, n'allant pas d'ailleurs jusqu'à la perte
complète de connaissance. La vue, la mémoire, l'intelligence
ont baissé.
Radiales dures, sinueuses.
Anémie très marquée.
Pouls : 54. Pression : 14.

— Obs XXI. — L... (François), 53 ans. Examiné à l'entrée
le malade présente des artères nettement indurées et sinueuses,
des signes de phymatose sans forme de craquements au sommet droit.
Anémie marquée
A ce moment, le pouls est à 60.
Pendant son séjour à l'hôpital, l'anémie s'accentue énormé-
ment, les signes de phymatose ne se modifiant que très peu
sous l'influence de poussées d'urticaire et d'œdème rhumatis-
mal très douloureuses, étendues et tenaces.
Le pouls tombe à 48. La pression, qui était de 14, tombe
à 11.

— Obs. XXII. — (*Personnelle*). — Hôpital Laënnec. Salle
Cruveilhier, lit n° 20. Service du Dr Hirtz.
A. H. mère morte 48 ans, carcinome utérin. Père mort
de fièvre typhoïde.

A. P. Variole à 35 ans, grippe en 1892, et depuis, il en ressent chaque année une atteinte plus ou moins forte.

Il travaille depuis un mois à charger des bâches d'un grand poids, pendant onze heures par jour, dit-il; depuis dimanche, il est dans l'impossibilité de travailler.

Examen : faciès un peu nerveux, cependant, pas de stigmates hystériques.

Râles de bonchite disséminés dans la poitrine.

Cœur. Battements ralentis, bruits bien frappés; le 2ᵉ peut être un peu moins fort. Pas de bruits sourds dans le grand silence. Pas de souffles vasculaires.

Pouls : 48. Pression artérielle : 16.

Pas de température (37,6)

Ni sucre, ni albumine dans les urines.

Julep diacode.

20 avril : Pouls : 52. L'état pulmonaire s'est amélioré.

A sa sortie le pouls est remonté à 64, la pression à 17.

— Obs. XXIII. —(*Personnelle*). — P..., 47 ans, déménageur. Hôpital Laënnec. Salle Cruveilhier, lit n° 26. Service du Dʳ Hirtz.

Entré le 21 avril.

A. H. Père mort, 68 ans. Mère morte au même âge d'apoplexie.

Deux frères morts, l'un d'érysipèle, l'autre hydropique, deux sœur mortes (?).

A. P. En 1870, coup de pied de cheval qui lui a fracturé les os du nez. Adénite inguinale en 1870. — Erysipèle en 1887

Déménageur depuis trois ans. Dans les derniers jours précédant son entrée, il a beaucoup fatigué (époque du terme).

Il présente une paralysie du cubital du côté droit dont l'origine est difficile à trouver. Pas de stigmates hystériques.

Le malade, ayant pris un bain sulfureux, ses ongles noircissent. On soupçonne intoxication saturnique chronique. Courants faradiques.

Rien d'anormal aux autres organes, que le pouls qui est à 46. La pression est à 15.

Au bout de trois semaines, le 12 mai, le pouls était remonté à 60 et la pression à 17.

Peu d'amélioration sensible de la paralysie.

— Obs. XXIV. — (*Personnelle*). — Hôpital Laënnec. Salle Cruveilhier, lit n° 8. Service du Docteur Hirtz. — S..., chaudronnier, 39 ans, entré le 12 mai 1898.

A. H. — Mère morte 28 ans (?). Père mort hémiplégique.

A. P. — Pas de maladie antérieure, a travaillé au canal de Panama, sans y contracter de fièvres ; est depuis l'âge de 12 ans dans les forges. Ces derniers temps, il a fait un travail plus pénible, qui consiste à porter des pièces de fer massives, toute la journée (douze heures). Nourriture insuffisante.

Rien d'organique ; à l'examen : éthylisme, pyrosis, pituite, matinale, crampes dans les mollets, cauchemars.

Battements du cœur ralentis, mais très réguliers et bien frappés.

Pouls : 46.

Lavages d'estomac. Cachets de benzonaphtol et de poudre de charbon. Régime lacté mixte.

19 mai. Pouls : 54. Pression : 15.

25 mai. Pouls : 60. Pression : 16. Amélioration de l'état gastrique.

3 juin. Pouls : 60. Pression 16. Le malade ne souffre plus de l'estomac.

— Obs. XXV. — (*In* Thèse de Tounesko, Paris 1853), relative à une femme en travail, dans le service du professeur Dubois, qui, malgré son agitation et ses cris, n'avait que 48 pulsations.

Les observations I, II, IV, VII, VIII, IX, XII, XIII, XX, et XXI ont été empruntées au travail de MM. Hirtz et Lévy.

Parmi les faits précédents, les uns ont trait à des anémiques non surmenées (Obs. IV et V). Dans d'autres les malades ont été au contraire soumises à un travail excessif. (Obs. I, II, III et VI).

Dans les observations VII et VIII, ce sont des hémorrhagies (hémoptysie dans un cas, hématémèse dans l'autre) qui ont déterminé l'anémie.

La tuberculose (Obs. IX, X, XI), doit au contraire être ici incriminée, plus loin c'est le rhumatisme (Obs. XII, XIII, XIV, XV, XVI, XVII, XVIII), ou la malaria (XIX).

Quant aux observations XX, XXI, nous y trouvons des artério-scléreux, mais des artério-scléreux qui ont été surmenés.

Les quatre derniers cas sont relatifs au surmenage.

L'observation V nous présente le cas le plus ancien, où nous ayons pu relever l'anémie comme cause de ralentissement du pouls.

Nous ne pensons pas que dans l'observation VI il faille incriminer l'urémie, car depuis longtemps, la malade n'avait pas eu d'accidents, et qu'enfin l'albumine a disparu des urines avant que le pouls ne soit revenu à sa fréquence habituelle.

Les observations I, II, III, nous paraissent au contraire indiscutables, comme association de surmenage et d'anémie.

Rien à dire des observations VII et VIII.

Des trois suivantes (IX, X, XI), deux ont trait à un début de tuberculose, et nous devons noter ici, tout au moins pour l'observation IX, l'abaissement de la pression artérielle (13), que notre maître Hirtz nous a dit avoir fréquemment observé dans des cas semblables. Le malade de Stokes, à la dernière période de son affection, était profondément anémié et nous ne pensons pas que ses souffles aient été organiques, aucun trouble de la circulation n'étant noté jusqu'alors.

Comme exemples de bradycardie du déclin ou pendant la convalescence, nous avons les sept observations suivantes, toutes relatives au rhumatisme. Cette maladie est en effet très anémiante, et ce n'est pas la seule qui présente vers sa terminaison un ralentissement du pouls. La fièvre typhoïde et la pneumonie y donnent également lieu quelquefois. Cependant, pourrait-on peut-être ici incriminer plutôt le myocarde, surtout dans la pneumonie qui est loin d'être anémiante (il y en a un cas actuellement dans le service du Dr Hirtz).

Pour la malaria (Obs. XIX), le pouls étant resté inférieur à la normale (50), alors que toute trace d'infection avait disparu, nous pensons que la place de cette observation est justifiée.

Quant aux artério-scléreux surmenés (Obs. XX et XXI), dont les cas ont été relevés par MM. Hirtz et Lévy, ils présentent comme particularité, un abaissement de la pression, contrairement à ce qu'on observe d'habitude chez de pareils malades.

Ces auteurs pensent qu'il faille expliquer cette anomalie par une asthénie des appareils musculo-élastiques des vaisseaux, asthénie d'où résulterait une vaso-dilatation. Le fait est possible. Toutefois dans l'hypothèse d'une auto-intoxication produite par le surmenage, nous verrons que d'après les recherches d'Arloing, une autre explication, plausible également, peut être donnée.

Parmi les dernières observations, un malade (Obs. XXIII) présente, à son entrée, une paralysie du cubital, qu'on pourrait rattacher à une intoxication saturnine (d'origine inconnue) ; il nous paraît difficile d'invoquer la même cause pour sa bradycardie, d'autant mieux que celle-ci s'observe plutôt dans les cas aigus d'empoisonnement.— Et d'ailleurs, le pouls n'a-t-il pas repris sa fréquence, bien avant que la paralysie ait été modifiée !

Pour la dernière observation (Obs. XXV), relative à une femme en travail, nous avons cru qu'il était possible d'assimiler ce cas à un surmenage, physiologique il est vrai, mais qui n'en existe pas moins. N'a-t-on pas regardé certains accidents de la puerpéralité, l'éclampsie en particulier, comme le résultat d'une auto-intoxication ?

Comment agit l'anémie pour ralentir le pouls ?

Nous pensons que c'est par une raison analogue à l'artério-sclérose. Ici, en effet, l'irrigation bulbaire insuffisante détermine la bradycardie et peut même aller jusqu'aux autres accidents du syndrôme Stokes-Adams, là, c'est le liquide nourricier qui est inférieur, mais l'atteinte du centre cardiaque est moins profonde que dans le premier cas, par cela même qu'elle n'est que transitoire et cesse avec l'anémie, comme le prouvent surabondamment certaines des observations citées.

Bien que MM. L. Piccini et A. Conti aient trouvé que le coefficient urotoxique des anémiques était supérieur (10 cas observés) à celui déterminé par Bouchard, nous ne pensons pas qu'ici, il faille incriminer une action toxique. Cette toxicité urinaire a été constatée d'ailleurs bien au delà de l'amélioration ou de la guérison des malades, ce qui est en contradiction avec les faits de bradycardie observés. Et d'ailleurs le ralentissement du pouls après une hémorrhagie notable, va également à l'encontre de cette hypothèse.

Dans les cas de surmenage et d'anémie associés, on peut invoquer, en outre de leur action simultanée, une certaine dépendance de l'un des facteurs vis-à-vis de l'autre. Manqua cité par Dastre, a montré que l'activité des muscles engendre des produits regressifs, qui diminuent la résistance des globules sanguins.

Quant à l'action du surmenage, elle nous amène à rechercher ce qui se passe dans la fatigue, quelles sont les transformations qui en résultent pour le sang, en un mot de faire une étude physiologique des muscles en activité. Ce sera l'objet du chapitre suivant.

Physiologie de la fatigue. — Transformations chimiques des muscles. — Essai d'une pathogénie du pouls lent des surmenés.

La fatigue est un processus de nature chimique. Lavoisier, à la fin du siècle dernier, avait fait une expérience fondamentale, en démontrant, par une série mémorable d'analyses chimiques faites avec Seguin, que l'exercice musculaire augmente la quantité d'oxygène absorbé et d'acide carbonique éliminé par l'homme.

Ces faits peuvent être vérifiés en faisant contracter sous une cloche un muscle séparé du corps. On peut également analyser sur l'animal vivant le sang veineux d'un muscle, avant et après la contraction. MM. Regnault et Reizet ont du reste prouvé, que, d'une façon générale, l'organisme consomme plus d'oxygène pendant l'activité que pendant le repos, la quantité d'oxygène en circulation augmentant pendant le travail.

Le muscle privé de sang, bien que son propre tissu ne puisse lui fournir de l'oxygène, peut cependant se contracter dans le vide ou dans l'hydrogène, pourvu que la contraction soit de courte durée.

D'autre part, Du Bois Reymond trouva que la fatigue rend le muscle acide d'alcalin qu'il était au repos.

Ce changement de réaction est due à l'acide lactique, formé aux dépens de la glycose.

Toutefois cette opinion n'a pas été admise sans conteste. Nous lisons en effet dans Landois : « Cette réaction acide est « dûe à l'acide phosphorique produit par la décomposition « de la lécithine et de la nucléine (Weitl et Zeitler). Il est « douteux que l'acidité soit causée, comme on l'admettait « jadis, par l'acide lactique produit aux dépens du glyco- « gène.

« Marcuse a récemment défendu cette opinion ; mais « Warren et Astachewsky ont trouvé que la proportion « de cet acide est moindre dans le muscle actif que dans le « muscle au repos. Moleschott et Battistini admettent que « le muscle au repos contient déjà de l'acide libre (acide « lactique) et que la proportion est plus considérable dans « le muscle fatigué (principalement pour l'acide phospho- « rique et l'acide carbonique). »

Quoiqu'il en soit, formation d'acide lactique, augmentation dans la quantité d'oxygène absorbé et d'acide carbonique éliminé, tels sont les trois faits qui se dégagent de ce qui précède.

En outre des acides carbonique et lactique, il se produit dans les muscles actifs des substances désignées par J. Ranke sous le nom de fatigantes (Ermüdund).

Les expériences les plus démonstratives à ce sujet sont faites d'habitude sur la grenouille. En excitant le nerf scia-tique, on voit la patte exécuter une contraction. Celle-ci, répétée un grand nombre de fois, devient toujours de plus en plus faible. Cette diminution de force ne doit pas être attribuée à un épuisement de la matière pour ainsi dire explosive contenu dans le muscle, c'est-à-dire de la substance apte à se contracter. Car, celui-ci pourra longtemps encore donner des contractions, mais aucune excitation n'en produira une aussi forte que les premières. Le défaut d'énergie, dans les mouvements d'un homme fatigué, dépend, comme chez la grenouille, de ce que le muscle en travaillant, produit des substances nocives qui l'empêchent peu à peu de se contracter. En effet, si, chez une grenouille, on fait passer une solution saline (7 p. 1000) dans l'artère nourricière d'un muscle surmené, celui-ci redevient capable d'une nouvelle série de contractions aussi fortes qu'au début.

J. Ranke, faisant un extrait aqueux des muscles qui avaient travaillé et l'injectant dans un muscle frais, constata que l'aptitude au travail de ce dernier avait diminué.

En 1845, Helmhotz avait trouvé qu'un muscle après une fatigue contient une plus grande quantité de substances solubles dans l'alcool, et que l'accroissement se faisait dans le rapport de 1,3 à l'unité.

L'expérience suivante de Mosso, communiquée au Congrès de Berlin 1890, est bien démonstrative à ce point de vue :

« A un chien soumis à la morphine, il injecta le sang d'un chien quelconque, il n'observa aucune modification ni dans la circulation, ni dans la respiration ; mais en renouvelant l'expérience en excitant fortement le système nerveux (tétanisation) du deuxième chien, il vit se produire, après l'injection, de l'anhélation et de l'accélération de la circulation. Et cela, dit Mosso, ne dépend pas de l'acide carbonique, mais bien des substances qui ont modifié la composition du sang, car en battant celui-ci au contact de l'air, de façon à l'artérialiser, il reste toujours capable d'accélérer la respiration et les battements du cœur ».

Abelous conclut également, de ses expériences sur la toxicité du sang et des muscles des animaux fatigués. (*Arch. de Physiologie*, 1894), que la majeure partie des substances qui y sont contenues sont solubles dans l'alcool.

« La plupart sont réduites, dit-il, et Gohsleiden a
« signalé la présence de telles matières dans l'extrait
« alcoolique de muscles fatigués, faciles à mettre en évi-
« dence par leur réaction sur le ferricyanure. Mais si, au
« préalable, on oxyde ces substances par du permanganate
« de potasse, la réaction du bleu de Prusse ne se produit
« plus. En outre, ce qui est plus intéressant, ces extraits
« ainsi oxydés ont perdu toute leur toxicité ». Abelous cite après une expérience à l'appui de ce fait important.

La conclusion du travail d'Abelous, c'est que ce n'est pas à l'acide lactique qu'est due la toxicité du sérum ou des extraits alcooliques de sang et des muscles des animaux tétanisés ; c'est à ces substances réductrices, dont l'existence est manifeste et qu'il faut probablement considérer comme appartenant au groupe de ces leucomaïnes xanthique et créatinique, si bien étudiées par le professeur A. Gautier dans les muscles normaux.

Donc, les contractions répétées produisent des substances de composition encore mal définie, mais dont la mieux connue est l'acide lactique. Ces substances accumulées dans les masses musculaires produisent la sensation de fatigue ; disséminées dans tout l'organisme elles déterminent un état fébrile semblable en tout point à une infection. C'est un point d'ailleurs sur lequel nous reviendrons plus longuement, quand nous chercherons à établir une théorie pathogénique du pouls ralenti chez les surmenés.

Quels matériaux servent à former ces produits ?

Les matières oxydables et fermentescibles des muscles sont : 1° d'une part les albuminoïdes ; 2° d'autre part les principes hydrocarbonés. Vu la richesse des muscles en matières du premier groupe, on avait cru tout d'abord trouver dans l'exagération de l'excrétion de l'urée, c'est-à-dire de l'azote, la représentation ultime du travail musculaire.

Fick et Wislicenus, dans une ascension célèbre, établirent qu'à la suite d'un travail excessif, l'azote excrété dans les 24 heures n'augmente que dans une très faible mesure (tandis que la consommation d'oxygène et le dégagement d'acide carbonique s'accroissent considérablement) pourvu que l'organisme dispose de matériaux carbonés suffisants contenus, soit dans les tissus (glycogène, graisse), soit dans l'alimentation.

Cependant, à l'encontre de cette opinion, dans des expériences exécutées à l'Institut physiologique de Berlin, Argutinsky a constaté que l'augmentation de l'activité musculaire produisait un accroissement considérable dans l'excrétion de l'azote par l'urine, accroissement qui se maintenait pendant trois jours au moins. Des recherches de Pflüger l'auraient conduit au même résultat. Cette opinion est actuellement complètement abandonnée.

Le rôle des substances hydrocarbonées est autrement prépondérant.

Chauveau soutient en effet que le travail musculaire n'emprunte rien aux albuminoïdes de l'organisme ; il est vrai que ces recherches sont contredites par Münk. Pour cet auteur, le travail musculaire s'accomplit aux dépens des hydrates de carbone, des substances ternaires et c'est seulement en cas d'insuffisance de celles-ci que l'albumine intervient pour une fraction plus ou moins considérable.

Pour J. Seegen, la principale source chimique du travail mécanique des muscles doit être cherchée ailleurs que dans la combustion du glycogène. Dans l'excitation tétanique directe ou indirecte (excitationdu nerf moteur) des muscles, on constate une destruction énorme du glycogène tout à fait hors de proportion avec le travail mécanique produit par la contraction. Ce travail ne représente qu'un petit nombre de pour cent de l'énergie potentielle correspondant à la destruction du glycogène.

Quoiqu'il en soit, ce qu'il faut retenir c'est que les substances hydrocarbonées sont une source suffisante de l'énergie développée par le travail musculaire, que ce n'est certainement pas la source unique.

On sait que les animaux soumis à l'inanition se meuvent, alors que tout glycogène a disparu des muscles et du foie, que le muscle isolé se contracte après épuisement du glycogène. On peut admettre que celui-ci consomme alors des albuminoïdes, qu'ils proviennent du sang ou de lui-même. C'est dans ce cas en effet qu'on voit l'urée augmenter dans l'urine.

Il est légitime de rapprocher ce mode, suivant lequel se font les combustions chez les animaux en inanition, de ce qui se passe dans le surmenage. Il se forme en outre des produits de désassimilation : xanthine, sarcine, acides acétique, butyrique et autres acides gras supérieurs lactique, succinique, et cela par un processus que Gautier compare à une fermentation anaérobie.

Suivant l'hypothèse ingénieuse de Fick et Wislicenus on peut donc assimiler les muscles à une machine à vapeur : les substances protéiques constituant la machine, et les substances non azotées étant seules employées dans le développement du mouvement musculaire.

Nous voyons d'après ce qui précède, que nous sommes autorisé à considérer le pouls ralenti des surmenés, comme résultant d'une auto-intoxication. Cette hypothèse basée jusqu'ici sur des expériences de physiologie a pour elle des faits cliniques. Nous lisons en effet (*Revue scientifique*, 1888), dans un article de Lagrange sur la fatigue et l'entraînement :

« Quand l'exercice a été d'une violence excessive ou qu'il
« est supporté par un organisme trop peu résistant, le
« malaise qui lui succède prend la forme d'un accès de
« fièvre. Le sommeil ne vient pas. Il est rendu impossible
« par une agitation excessive, une chaleur insupportable
« de tout le corps, des douleurs à la tête, du délire même.

« Si, vers le lever du jour, les yeux se ferment un instant
« on s'éveillle brisé, couvert de sueur ; les membres raidis
« ne peuvent se mouvoir, la tête est lourde ; la langue
« est chargée, l'appétit fait défaut. » Puis plus loin. « La
« courbature fébrile présente le tableau général d'une
« maladie infectieuse bénigne. L'affection qui s'en rappro-
« che le plus est la fièvre intermittente, si on la suppose
« réduite à un seul accès. Les intoxications septicémiques
« légères présentent encore une analogie marquée avec
« la fièvre de fatigue ». Lagrange compare la fatigue à
l'essoufflement qui est une auto-intoxication par l'acide
carbonique. Il incrimine les sédiments uratiques qui se
forment dans l'urine à la suite d'un exercice violent.

Sans vouloir leur accorder un rôle exclusif, cet auteur
attribue à l'acide urique et aux urates une prépondérance
dans les phénomènes de la fatigue générale consécutive.

D'ailleurs cette idée que la fatigue est un empoisonnement dû aux produits qui dérivent des transformations
chimiques des cellules n'est pas nouvelle. Ce sont spécia-
ment Pflüger, Preyer et Züntz qui ont le plus contribué
à établir les fondements de cette opinion.

Ainsi donc, en résumé, le surmenage détermine dans les
muscles la formation de produits de désassimilation divers,
provenant de la combustion des éléments albuminoïdes.
Une fois créés et charriés par le sang, ils agissent alors
comme poisons généraux (fièvre de fatigue) et en particulier comme modérateurs des pulsations cardiaques.

Lesquelles, parmi ces substances, doivent être incriminées.

Faut-il attribuer à leur totalité, l'influence ralentis-

sante sur le cœur ou bien seulement à l'une d'entre elles ?
— La question, analogue à celle de la pathogénie de l'urémie, n'est pas résolue actuellement. Elle nous semble d'ailleurs de médiocre intérêt clinique.

Quant au mécanisme même de cette action ?

Se produit-il un spasme des vaisseaux bulbaires, déterminant l'anémie du centre modérateur cardiaque?

Est-ce par irritation directe de ce même centre ?

Ou bien encore par une action immédiate sur les nerfs
cardiaques, comme pour les sels biliaires ?

Les produits toxiques augmentent-ils la tension
artérielle, comme le ferait l'urée, d'après Chiarruttini
(*Revue vénitienne des sciences médicales*)? Cette dernière
hypothèse toutefois est incompatible avec la diminution
de la tension artérielle observée chez les surmenés.

Il nous semble prématuré d'émettre une opinion dans
l'état actuel de la science.

Nous avons laissé de côté dans ce qui précède, le surmenage intellectuel — Bien que n'ayant pu trouver qu'une
observation à l'appui (*Thèse* de Truffet), ce qui se conçoit
aisément vu la source hospitalière où nous avons puisé,
nous ferons remarquer que dans cet état les combustions
organiques sont accélérées. « La quantité d'urée émise
« pendant l'activité intellectuelle dépasse d'environ trois
« grammes par jour celle qui est produite pendant une
« journée de délassement, ce qui prouve que pendant le
« travail il y a une plus grande désorganisation molécu-
laire » (*Thèse* de Gaboriau. Paris, 1897). D'après cela, il
serait rationnel de penser que l'enchaînement des faits
est analogue à celui du surmenage physique. Mais nous
le répétons, les observations manquant, nous ne nous
croyons pas autorisé à conclure de ce côté.

CHAPITRE VI

————

**Différence entre le pouls lent permanent et celui
des anémiques et des surmenés**

Des caractères très nets séparent ces deux sortes de
pouls lents.

La maladie de Stokes-Adams s'accompagne le plus souvent de crises syncopales et épileptiformes, qui témoignent
de l'importance de la lésion anatomique. Il y a bien, il est
vrai, les cas frustes signalés par Huchard, mais en somme,
ils constituent plutôt des exceptions. — Jamais au contraire pareils accidents n'ont été observés chez nos
malades à pouls lent transitoire.

Un autre caractère distinctif moins important nous est
fourni par l'auscultation cardiaque.

Dans le pouls lent permanent le cœur est souvent hypertrophié, la pointe paraît quelquefois déplacée en bas et en
dehors. Cette hypertrophie paraît porter surtout sur les
cavités gauches, elle est en rapport avec l'hypertension
artérielle. Il y a quelquefois un léger retard dans la trans-
mission de l'onde pulsatile. On entend souvent aussi, entre

les bruits normaux du cœur et dans le long intervalle qui les sépare, des tentatives de contraction. Ce sont « les systoles en écho de Huchard ».

On note quelquefois aussi des bruits de souffle ou des dédoublements en rapport avec des affections valvulaires.

Chez les anémiques, on n'observe pas d'hypertrophie cardiaque, la tension artérielle est d'ailleurs inférieure à la normale. On constate le plus souvent les souffles anémiques à la base et à la pointe du cœur et dans les vaisseaux du cou.

Chez les surmenés, le cœur paraît être hypertrophié ce qui semble en désaccord avec l'état de la pressions anguine, mais puisque nous admettons ici une auto-intoxication, il n'est pas irrationnel de supposer qu'il se produit un fait analogue à ce que Charrin a pu constater. Cet auteur a pu en effet, par l'injection de toxines, produire des hypertrophies et des dégénérescences d'ordre varié du myocarde (Soc. de biologie 1896).

Une autre différence plus importante consiste dans l'état de la pression artérielle.

Dans le pouls lent permanent, la tension est généralement élevée, ce qui est ici d'accord avec la loi de Marey .« Le « tracé radial pris au sphygmographe, dit Regnard, donne « une courbe présentant une ligne d'ascension assez nette « et assez brusque, presque verticale, et une ligne de descente « cente lente et traînante. »

Dans la plupart de nos observations, la pression artérielle est au contraire inférieure à la normale.

Cela ne doit pas nous surprendre si nous nous rappelons ce que dit Arloing, dans son article du Surmenage

(*Dictionnaire Dechambre*) : « La fatigue amène probable-
« ment l'épuisement des centres vaso-constricteurs. Tou-
« jours est-il que chez les animaux surmenés, les capil-
« laires sont largement dilatés, comme si on avait admi-
« nistré des médicaments spéciaux vaso-dilatateurs. J'ai
« constaté fréquemment dans les laboratoires du service
« d'anatomie de l'Ecole vétérinaire de Lyon, que le suif
« passe aisément des artères dans les veines lorsqu'on
« pousse des injections sur des sujets qui ont servi, de
« leur vivant, à étudier les effets d'un médicament vaso-
« dilatateur (sel de pilocarpine, chloral), ou à une longue et
« douloureuse vivisection. Cet état nous rend compte de
« l'injection et des ecchymoses des tissus sous-cutanés,
« de la rougeur initiale des muscles, des infiltrations gé-
« latineuses ou sanguinolentes du tissu conjonctif inter-
« musculaire ou péri-ganglionnaire, du gonflement des
« parenchymes fortement vasculaires ». — MM. Hirtz et
Lévy, expliquent le fait par une asthénie des éléments con-
tractiles des vaisseaux.

Le pronostic est d'ailleurs essentiellement différent.

Très grave dans la maladie de Stokes-Adams, puisque les
rémissions du début deviennent de plus en plus courtes,
il est encore assombri par la mort subite, qui se produit surtout dans les premiers mois de l'affection.

Dans nos observations, au contraire, un repos de quelques jours, plus ou moins aidé par un traitement sthéni-
que, a suffi pour faire cesser tous les accidents. Le pouls
reprenait rapidement sa fréquence normale et la pression
artérielle se relevait.

Quant au traitement, soutenir le cœur nous paraît, peut-être, le seul point commun aux deux maladies.

Les vaso-constricteurs (ergot de seigle, belladone, bromure de potassium) formellement contre-indiqués dans la maladie de Stokes-Adams, ne sauraient l'être chez les anémiques et les surmenés.

Quoi qu'il en soit, la partie la plus importante est le repos et le repos au lit. La médication martiale, les inhalations d'oxygène, sont naturellement de mise chez les anémiques.

Le diagnostic se fait par la recherche des antécédents étiologiques et des signes cardio-vasculaires de l'anémie.

CONCLUSIONS

1° Le pouls lent permanent constitue réellement une maladie à part du pouls ralenti, qu'on observe dans différentes circonstances (intoxications, convalescences, etc.).

Des trois principales théories émises, celle de Charcot nous paraît capable d'expliquer le plus grand nombre de faits. Les deux autres peuvent d'ailleurs y être rattachées indirectement.

2° Des causes multiples peuvent donner naissance au ralentissement du pouls. Parmi les plus fréquentes se trouvent l'anémie et le surmenage physique. Ces deux facteurs existent quelquefois isolés, mais le plus souvent combinés.

Ces faits ont d'ailleurs été à peine mentionnés jusqu'ici.

3° L'absence de manifestations syncopales et épileptiformes, l'état de la pression artérielle, les signes cardiaques, le pronostic, et, en partie le traitement, séparent nettement la variété étudiée par nous du syndrôme Stokes-Adams.

4° Le diagnostic comme pouls lent est facile (éviter toutefois la confusion avec les faux pas du cœur);

La recherche des antécédents étiologiques et des symptômes permettent alors de le classer.

5° L'explication pathogénique donnée pour les cas d'ischémie bulbaire nous paraît applicable à ceux d'anémie générale.

Quant au surmenage, nous considérons le pouls ralenti qu'on y observe comme le résultat d'une auto-intoxication. Celle-ci est déterminée par les produits de désassimilation musculaire.

Nous ne pensons pas d'ailleurs, qu'il faille rien préjuger dans l'état actuel de la science, ni de la nature de ces produits, ni de leur mode d'action.

BIBLIOGRAPHIE

ABELOUS. — Toxicité du sang et des muscles des animaux fatigués. *Arch. de Phys.* 1894.

ARLOING. — *Dictionnaire des Sciences Médicales.* Art. Surmenage.

ARLOING et TRIPIER. — Contribution à la physiologie des nerfs vagues. *Société de biologie* et *Archives de physiologie normale et pathologique.*

BÉCLARD. — *Traité élémentaire de physiologie.*

BLONDEAU. — Etude clinique sur le pouls lent permanent. *Thèse.* Paris 1890.

BOUESSÉE. — *Thèse.* Paris, 1891.

CAVAZZANI. — *Archives italiennes de biologie*, LXXIII, p. 472.

CHARCOT. — *Thèse.* Paris 1871.

CHAUVEAU. — *Comptes rendus de l'Académie des Sciences*, t. CXXII.

CHIARUTTINI. — *Revue vénitienne des Sciences médicales*, t. XX.

DEBOVE. — *Société médicale des Hôpitaux*, 1888.

DELALANDE. — *Thèse.* Paris, 1892.

FIGUET. — *Thèse.* Lyon, 1882.

GAUTIER (A.) — *Chimie appliquée à la physiologie, à la pathologie et à l'hygiène.*

GINGEOT. — *Société médicale des hôpitaux*, 1888.

HUCHARD. — Les formes frustes et associées de la maladie de Stokes-Adams. *Arch. de méd.* septembre 1895.

Joteyko (Mlle). — Muscle, fatigue et respiration élémentaire. *Thèse*. 1896.

Kocher. — *Thèse*. Paris, 1890.

Lagrange. — La fatigue et l'entraînement. *Revue Scientifique*, 1888.

Landois. — *Traité de physiologie humaine*.

Lasègue. — *Gazette des Hôpitaux*, 1881.

Leflaive. — *Gazette des Hôpitaux*, 1891.

Lewin. — Le pouls dans l'empoisonnement aigu par le plomb. *Deutsche med.* Woch, 1897.

Manqua. — Influence de la fatigue musculaire sur la résistance des globules rouges du sang. *Arch. ital. de biol.* XXIII p. 317.

Mosso. — *La fatigue intellectuelle et physique*. Edition française de Langlois, 1894.

Piccini et Conti. — *Sur la toxicité des urines des anémiques*.

Quelmé. — *Thèse*. Paris, 1895.

Regnard. — *Thèse*. Paris, 1890.

Seegen (J.) — *Arch. de Physiologie*, 1895.
—   —   1896.

Tounesko. — Du pouls. *Thèse*. Paris, 1853.

Truffet. — Etude physiologique et pathologique du pouls lent. *Thèse*. Lyon, 1881.

Vaquez. — *Gazette hebdomadaire*, 1890.

Viault et Jolyet. — *Traité de physiologie*, 1893.

Le Mans. — Imprimerie ED. MONNOYER. — Juillet 1898.

A LA MÊME SOCIÉTÉ D'ÉDITIONS

BERTILLON (Dr Jacques), chef des Travaux statistiques de la ville de Paris, membre du Conseil supérieur de statistique, etc. — **Cours élémentaire de statistique** conforme au programme arrêté par le Conseil supérieur de statistique et adopté par M. le Préfet de la Seine, pour le concours à l'admissibilité au grade de Commis-Rédacteur à la préfecture de la Seine. Broché.............. **10 fr.**

BERTRAND (L.-E.), médecin en chef de la marine, ancien professeur aux Écoles de médecine navale, et FONTAN (J.), professeur de chirurgie navale et de chirurgie d'armée à l'École de médecine navale de Toulon. — **Traité médico-chirurgical de l'Hépatite suppurée des pays chauds**, grand abcès du foie. In-8° de 732 p. avec tracés et figures.. **16 fr.**

BLANCHARD (Dr R.), professeur agrégé à la Faculté de médecine de Paris, secrétaire général de la Société Zoologique de France. — **Histoire zoologique et médicale des Téniadés du genre Hyménolepis Weinland.** In-8° de 112 p. orné de nombreuses figures.. **3 fr. 50**

BOURQUELOT (Émile), docteur ès-sciences, professeur agrégé à l'École supérieure de médecine de Paris, pharmacien en chef de l'Hôpital Laënnec. — **Les Fermentations**, vol. de l'Encyclopédie des connaissances pratiques. In-8° de 205 pages, illustré de 21 figures intercalées dans le texte. Cartonné... **4 fr.**

BOURQUELOT (Emile). — **Les Ferments solubles**, 10e volume de l'Encyclopédie des connaissances pratiques. In-8° de 220 pages. Cartonné............. **4 fr.**

CALMETTE (D.-A.), directeur de l'Institut Pasteur de Lille, médecin principal du corps de santé des colonies, ancien directeur de l'Institut bactériologique de Saïgon. — **Le Venin des Serpents.** Physiologie de l'envenimation. Traitement des morsures venimeuses par le sérum des animaux vaccinés. In-8° de 72 pages. Broché.. **3 fr.**

FOUSSEREAU (G.), agrégé de l'Université, docteur ès-sciences, secrétaire de la Faculté des sciences de Paris, ancien maître de conférences à cette Faculté, ancien professeur de physique au Lycée Louis-le-Grand. — **Leçons de Physique**, à l'usage des élèves de la classe de mathématiques spéciales; 1er vol. : *Optique*. un vol. broché de 460 p.; illustré de plus de 300 fig. Prix............. **12 fr.**

LABORDE (J. V.), directeur des travaux pratiques de physiologie à la Faculté, membre de l'Académie de médecine. — **Traité élémentaire de physiologie** d'après les leçons pratiques de démonstration, précédé d'une introduction technique à l'usage des élèves. In-8° de 450 p. avec 130 fig. dans le texte et 25 pl. dans l'introduction. Broché................................. **10 fr.**
Cart. à l'angl., fer spécial.................................... **12 fr.**

RICHARD (J.), ancien élève de l'École normale supérieure, professeur de mathématiques au Lycée de Tours. — **Leçons sur les méthodes de la géométrie moderne.** Un vol. in-8° avec figures................................. **6 fr.**

LÉGER (E.), pharmacien en chef à l'Hôpital Beaujon. — **Les Alcaloïdes des Quinquinas**, avec une préface de JUNGFLEISCH. In-8° de 278 pages. Broché. **7 fr. 50**

LETULLE (Dr), **Guide pratique des Sciences médicales**, publié sous la direction scientifique du Dr LETULLE, professeur agrégé à la Faculté de médecine de Paris, médecin des Hôpitaux. Encyclopédie de poche pour le praticien. Ouvrage in-18 de 1500 pages, cartonné à l'anglaise.......................... **12 fr.**
Le supplément pour 1892. In-18 de 420 pages..................... **5 fr.**
Le supplément pour 1893. In-18 de 440 pages..................... **5 fr.**

Imp. FR. SIMON, Rennes (2616-08).

BIBLIOTHEQUE NATIONALE DE FRA[NCE]

3 753102198695 6

www.ingramcontent.com/pod-product-compliance
Ingram Content Group UK Ltd.
Pitfield, Milton Keynes, MK11 3LW, UK
UKHW021110140726
13695UKWH00004B/1432